DE L'ANÉVRYSME

DU TRONC BRACHIO-CÉPHALIQUE

ET DE

SON TRAITEMENT CHIRURGICAL

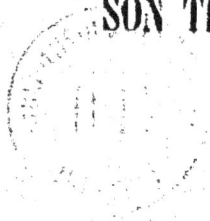

PAR

M. Paul SOLARI

DOCTEUR EN MÉDECINE

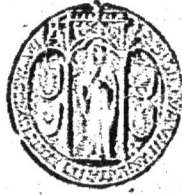

MONTPELLIER

IMPRIMERIE Gustave FIRMIN, MONTANE et SICARDI

Rue Ferdinand-Fabre et Quai du Verdanson

1906

DE L'ANÉVRYSME

DU TRONC BRACHIO-CÉPHALIQUE

ET DE

SON TRAITEMENT CHIRURGICAL

PAR

M. Paul SOLARI

DOCTEUR EN MÉDECINE

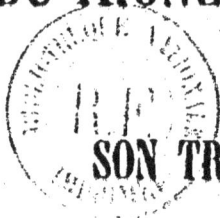

MONTPELLIER

IMPRIMERIE Gustave FIRMIN, MONTANE et SICARDI

Rue Ferdinand-Fabre et Quai du Verdanson

—

1906

DU MÊME AUTEUR

Sur un cas d'anévrysme de la base du cerveau (*Marseille Médical*, février 1896).

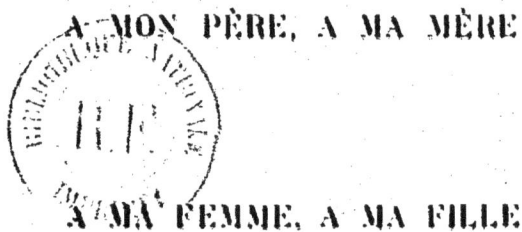

A MON PÈRE, A MA MÈRE

A MA FEMME, A MA FILLE

A MA BELLE-MÈRE

A MON FRÈRE

A MES AMIS

P. SOLARI.

A MONSIEUR LE DOCTEUR L. IMBERT

AGRÉGÉ DES FACULTÉS

PROFESSEUR DE CLINIQUE CHIRURGICALE A L'ÉCOLE DE MÉDECINE

DE MARSEILLE

A MON PRÉSIDENT DE THÈSE

MONSIEUR LE PROFESSEUR ESTOR

A MONSIEUR LE DOCTEUR TOREL

DIRECTEUR DE LA 1re CIRCONSCRIPTION SANITAIRE MARITIME A MARSEILLE

P. SOLARI.

Avant d'entrer dans le développement de ce modeste travail, qu'il nous soit permis d'adresser nos remerciements aux maîtres de cette Faculté pour leur bienveillance. Que MM. les professeurs Bosc et Rodet veuillent agréer d'une façon plus particulière les remerciements pour la bonté avec laquelle ils nous accueillirent dans leur laboratoire. M. le professeur Estor nous a fait le grand honneur d'accepter la présidence de notre thèse. Qu'il veuille accepter avec nos remerciements l'hommage de notre respectueuse sympathie. Que MM. les professeurs Grasset, Granel, Baumel, Vedel, Guérin, Soubeyran, Ducamp, Vires, Grynfell agréent également les marques de notre reconnaissance.

Nous n'oublierons jamais l'intérêt que nous a porté M. le professeur Imbert. C'est dans son service à l'Hôtel-Dieu, et d'après ses conseils que nous avons entrepris ce travail. Qu'il reçoive ici, avec la sincérité de nos remerciements, l'hommage de notre vive gratitude.

Nous ne pouvons oublier que c'est dans le laboratoire de M. le professeur Alezois, de Marseille, que nous avons appris l'anatomie pathologique.

VI

Notre ami M. le docteur Acquaviva, chirurgien des hôpitaux, nous a enseigné la médecine opératoire, et si nous savons quelque chose de cette branche de l'art de guérir, c'est à lui que nous le devons.

Nous remercions notre ancien maître à l'École de Médecine de Marseille, M. le docteur Laplane, de la sympathie qu'il nous a marquée.

DE L'ANÉVRYSME
DU TRONC BRACHIO-CÉPHALIQUE

ET DE

SON TRAITEMENT CHIRURGICAL

INTRODUCTION

L'anévrysme de l'innominée ou tronc brachio-céphalique est une affection rare. Les chirurgiens de l'ère pré-antiseptique le déclaraient inabordable presque au même titre que l'anévrysme de l'aorte.

La venue de l'antisepsie, en éloignant les complications infectieuses des plaies a permis au chirurgien d'intervenir plus hardiment et aujourd'hui plusieurs observations publiées tant en France qu'à l'étranger, permettent d'espérer que la thérapeutique chirurgicale de l'anévrysme du tronc brachio-céphalique sera bientôt de pratique courante.

Nous nous proposons donc de tirer des observations et des statistiques que nous avons pu recueillir soit dans le service de notre maître, M. le professeur Imbert, soit dans la littérature médicale, les renseignements nécessaires pour poser les indications et contre-indications du traitement chirurgical et pour chercher la meilleure méthode à appliquer.

Wardrop (1827) (1) opéra le premier anévrysme du tronc brachio-céphalique ; il pratiqua la ligature isolée de la sous-clavière droite (résultat 26 mois de survie).

Evans (1828) dans un cas identique lia la carotide primitive droite avec succès.

Féarn (1836) lia successivement les deux branches de bifur-cation du tronc brachio-céphalique en commençant par la ca-rotide ; son malade guérit. Ce malade meurt peu après d'une affection autre. On put constater à l'autopsie la guérison de l'anévrysme.

Hobart lia en 1839 les deux branches de l'innominée simul-tanément. Cette opération chaudement défendue par Diday (2) en 1842, fut pratiquée en 1844 par Rossi. La ligature simul-tanée fut pratiquée à nouveau par Heath en 1864 et depuis par plusieurs chirurgiens : Le Dentu (3), Martel (4), Poncet (5), De-nucé (6), Guinard (7), Legueu (8) et notre maître, M. le pro-fesseur Imbert en décembre 1905.

----

(1) Acosta-Ortiz, Thèse de Paris.

(2) Diday, *Bulletin Académie de Médecine*, 1842.

(3) Le Dentu, *B. S. Chirurgie*, 1891. *Méd. Moderne*, 1891. *Bulletin Acad. Méd.*, n° 2, 1893.

(4) Martel, Congrès Chirurgie, 1885.

(5) Poncet, *Lyon Médical*, 1891, n° 76, p. 508.

(6) Mullie, Thèse de Bordeaux, 1882.

(7) Guinard, *B. Thérapeutique*, 1894. *Annales des Maladies du larynx et de l'oreille*, nov. 1896.

(8) Legueu, Thèse Larrieu.

CHAPITRE PREMIER

ETIOLOGIE

L'anévrysme du tronc brachio-céphalique est d'abord un anévrysme intra-thoracique ; aussi son étiologie se rapproche-t-elle de celle de l'anévrysme de l'aorte et le traumatisme y entre pour une faible part : bien que dans l'observation de M. le professeur Imbert, rapportée dans ce travail, l'origine de l'anévrysme semble due nettement à un traumatisme (une balle de revolver), Follin et Duplay nient dans leur traité de pathologie externe, la possibilité du traumatisme. Barwell (1), au contraire, dit que l'origine traumatique de l'anévrysme est favorable, au point de vue du traitement chirurgical. La littérature médicale rapporte 7 cas d'anévrysmes traumatiques.

Au traumatisme, viennent s'ajouter les causes habituelles de l'anévrysme : syphilis, alcoolisme, artério-sclérose, paludisme.

_____

(1) Barwell, *Encyclopédie internationale de Chirurgie.*

CHAPITRE II

ANATOMIE NORMALE

Il est de toute nécessité de connaître parfaitement le siège du tronc brachio-céphalique et ses rapports avec les organes voisins et la cage thoracique, pour saisir les symptômes créés par la dilatation de l'innominée et les complications qui peuvent survenir.

Le tronc brachio-céphalique a 3 centimètres de longueur environ et un diamètre de 14 à 15 millimètres, d'après le professeur Poirier. Né de la crosse aortique à l'union des portions ascendante et horizontale, il se dirige obliquement en haut et à droite. Son origine se trouve sur la ligne médiane, quelquefois même un peu à gauche de cette ligne au niveau du bord inférieur du cartilage de la première côte. Il monte derrière le manubrium sternal, le croise en diagonale de gauche à droite, le déborde et se divise en deux branches. Par suite de la dilatation des gros troncs artériels et de la crosse de l'aorte, cette division qui se fait avant le bord supérieur de l'extrémité sternale de la clavicule chez l'adulte, arrive à ce niveau chez le vieillard (1).

_____

(1) P. Poirier, *Anatomie descriptive.*

Cette situation anatomique explique que l'anévrysme à son début soit intra-thoracique.

À son origine, le tronc brachio-céphalique se trouve situé devant la trachée ; à ce moment, la crosse aortique devenue horizontale se dirige presque directement d'avant en arrière, pour croiser la trachée à gauche, et c'est à peu près immédiatement derrière le tronc brachio-céphalique et un peu à gauche de lui que naît la carotide primitive gauche. La distance qui sépare l'origine des deux vaisseaux est généralement très faible, aussi s'explique-t-on facilement, ainsi que l'a fait remarquer Barwell, que la tumeur anévrysmale puisse comprimer cette carotide gauche.

De son origine à sa terminaison, le tronc brachio-céphalique repose sur la trachée qu'il recouvre successivement sur ses faces antérieure et latérale droite. Cette intimité de rapport fait comprendre la fréquence des compressions de l'appareil respiratoire et l'ouverture très souvent rapportée de l'anévrysme dans la trachée, ouverture se signalant par des hémoptysies minimes, mais à répétition ou par l'hémorragie foudroyante, suivant que l'ulcération est plus ou moins étendue.

L'innominée est toujours extra-péricardique dans ce trajet. Le tronc veineux brachio-céphalique gauche la croise antérieurement pendant son trajet oblique en bas et à droite, derrière le manubrium sternal, ce dernier étant séparé du plan osseux par les insertions inférieures des muscles sous-hyoïdiens, sterno-thyroïdiens et sterno-hyoïdiens.

Sur le bord supérieur de ce tronc veineux se jettent les veines thyroïdiennes inférieures médianes qui correspondent à la très rare artère thyroïdienne de Neubauer. Les troncs veineux sont compris dans un dédoublement de l'aponévrose cervicale moyenne qui se prolonge en bas jusqu'au feuillet fibreux du péricarde.

Entre le tronc artériel et la poignée sternale se trouve enfin le tissu cellulo-graisseux, remplaçant le thymus chez l'adulte.

A droite, le tronc brachio-céphalique répond à la veine cave supérieure située sur un plan plus antérieur, puis à la plèvre médiastine droite qui le sépare du poumon. L'origine de la veine cave-supérieure résultant de la convergence des deux troncs veineux brachio-céphaliques droit et gauche, reçoit encore les veines thyroïdiennes inférieures droites et la grosse veine vertébrale droite qui a croisé l'origine de l'artère sous-clavière droite.

Les rapports de l'innominée avec le riche réseau veineux de la base du cou, collecteur de la totalité du sang noir du cou, de la tête et des membres supérieurs, expliquent la cyanose et l'œdème, maintes fois signalés dans les observations, ainsi que la congestion passive de la circulation de l'encéphale.

En arrière et à gauche, le tronc brachio-céphalique se met en rapport avec le bord droit de l'œsophage en arrière de la trachée.

Le vague droit, après avoir croisé la face antérieure de la sous-clavière à son origine, abandonne le nerf récurrent et longe le flanc droit du tronc brachio-céphalique pour se porter en arrière et en dedans, vers l'œsophage. Le récurrent passe sous la sous-clavière et monte obliquement derrière l'origine de la carotide primitive pour gagner le bord droit de l'œsophage. Les filets cardiaques du pneumogastrique croisent la face antérieure du tronc brachio-céphalique se dirigeant vers le plexus cardiaque, tandis que les branches cardiaques du récurrent et du grand sympathique cervical longent sa face postérieure.

Signalons enfin les rapports éloignés du phrénique droit et de la chaîne du grand sympathique cervical.

Le voisinage de ces troncs nerveux fait comprendre les troubles laryngés (récurrent), pulmonaires (pneumogastrique), oculo-pupillaires (grand sympathique), et respiratoires (phrénique), si souvent rapportés dans les observations d'anévrysme du tronc brachio-céphalique.

CHAPITRE III

ANATOMIE PATHOLOGIQUE

a) Siège. — Le Fort divise les anévrysmes du tronc brachio-céphalique en 4 variétés d'après leur siège.

1° Les uns siègent à l'origine du tronc ; ce sont les plus fréquents.

L'éclasie comprend habituellement une portion de la crosse aortique.

2° Les autres sont placés à la terminaison du tronc inno-miné et s'accompagnent alors presque toujours de la dilata-tion de l'origine de la carotide ou de la sous-clavière ou de ces deux vaisseaux à la fois. C'est, après la première, celle que l'on rencontre ordinairement.

3° L'anévrysme occupe parfois toute l'étendue du tronc, envahissant toute la crosse aortique, tantôt ses branches de bifurcation, restant d'autres fois limité au tronc, disposition assez ordinaire, selon Holmes.

4° Il est exceptionnel de rencontrer la dilatation limitée à la partie moyenne de l'artère. (Cas de Wicham et de Whi-ting.)

b) Forme. — L'anévrysme du tronc brachio-céphalique en-tre ordinairement dans la variété des anévrysmes sacciformes. La variété fusiforme est très rare ; Poinsot en rapporte quelques cas. On peut y ajouter celui de Clegg.

Lorsque, par l'augmentation de son volume, l'anévrysme cesse d'être intra-thoracique pour gagner la base du cou, il se déforme au niveau de la fourchette sternale et se moule sur les différents organes environnants. C'est ainsi qu'il prend parfois un aspect bilobé, d'après Rokitansky, en s'appliquant sur la trachée. D'autres fois, il envoie un diverticule vers la région sus-claviculaire (cas de Wardrop).

c) Volume. — Le volume, peu considérable au début, ne dépassant pas les dimensions d'un œuf de pigeon, peut atteindre ultérieurement de grandes proportions, témoin le cas partout cité de Hampeis, dans lequel la tumeur avait le volume d'une tête d'enfant. Dans le cas du professeur Le Dentu, la mensuration pratiquée avec un mètre souple qui suivait la convexité de la tumeur, donna les résultats suivants : 14 centimètres en hauteur, 12 en largeur. La partie profonde devait bien déborder de 5 centimètres par en bas, de sorte qu'on peut affirmer que l'anévrysme avait au moins 16 à 17 centimètres de hauteur. La tumeur anévrysmale observée dans le service de M. le professeur Imbert avait la grosseur d'une mandarine.

d) Lésions de voisinage. — Les détails dans lesquels nous sommes entré en traitant de l'anatomie normale du tronc brachio-céphalique, nous permettent de signaler simplement ici les phénomènes de compression qui résultent du développement de l'anévrysme. Les organes atteints sont l'aorte, les troncs veineux de la base du cou ; les branches de bifurcation de l'innominée peuvent être comprimées, tantôt isolément, tantôt simultanément. La compression peut aller jusqu'à l'oblitération de ces branches. C'est même là un mode de guérison spontanée qui a été signalé notamment dans les cas de Ogle et dans les deux vérifiés à l'autopsie de Mazel et de Wispart.

L'origine très rapprochée du tronc brachio-céphalique et de la carotide gauche, sur laquelle nous avons insisté précédemment, explique la possibilité de la compression de la carotide gauche par le tronc brachio-céphalique dilaté. Nous verrons plus loin l'importance que certains auteurs attachent à la recherche de cette oblitération partielle ou complète du tronc carotidien gauche pour poser les indications de l'intervention chirurgicale.

Dans des cas plus rares, il est vrai, les phénomènes de compression peuvent s'étendre sur l'artère sous-clavière gauche.

Outre ces compressions vasculaires, l'anévrysme peut refouler les organes du médiastin, trachée, œsophage qui sont déviés et déformés, parfois même ulcérés et perforés.

Le cœur a été trouvé déplacé, reporté en bas et à gauche, les battements de la pointe se produisant, non plus dans le cinquième espace, mais dans le sixième et en dehors de la ligne mamelonnaire, vers la ligne axillaire. Il ne faut pas confondre ce déplacement du cœur avec l'hypertrophie du ventricule gauche qu'on rencontre fréquemment comme lésion associée à l'anévrysme du tronc brachio-céphalique ; cette hypertrophie cardiaque étant elle-même consécutive à une insuffisance aortique due à la dilatation *a tergo* de l'origine de l'aorte.

On a signalé des faits de broncho-pneumonie dans le cours de l'anévrysme de l'innominée.

Lorsque l'anévrysme a pris un volume appréciable, qu'il a poussé un diverticule à la base du cou, soit vers le creux susclavier, soit le long de la trachée, le nerf phrénique et les branches du plexus brachial en dehors, le nerf récurrent en dedans peuvent être atteints.

L'altération du récurrent est surtout fréquente. M. Guinard cite un cas dans lequel le nerf se trouvait pris dans la poche de l'anévrysme.

Le développement de l'anévrysme atteint le tissu osseux, le sternum, les trois premières côtes, la portion interne de la clavicule. Les altérations vertébrales sont rares. Dans le cas de Boinet pourtant, les deuxième et troisième vertèbres dorsales étaient touchées. On observe d'abord de la dénudation périostique, puis l'os est usé et la destruction d'une portion d'os n'est pas rare. Dans un cas de Guinard, une portion de la clavicule flottait dans la poche anévrysmale très dilatée. La tumeur anévrysmale fait alors saillie à la peau.

La guérison spontanée de l'anévrysme innominé par coagulation est excessivement rare ; Follin et Duplay en citent 4 cas, dont un fait partie de la collection du musée Dupuytren. Cette rareté de guérison spontanée doit entrer en ligne de compte dans les indications opératoires. Nous y reviendrons plus loin. La tendance de l'anévrysme est la progression qui peut aller jusqu'à la rupture. Celle-ci se fait fréquemment par adhérence inflammatoire de la poche anévrysmale à des organes creux avoisinants. L'ouverture dans la trachée et l'œsophage a été maintes fois constatée à l'autopsie. L'épanchement du sang dans la plèvre ou le poumon est plus rare. La poche peut encore adhérer aux téguments, les amincir progressivement de dedans en dehors et la rupture se produire à l'extérieur sous l'influence du traumatisme le plus léger. Cette rupture peut se faire sous les téguments intacts, dans le tissu cellulaire sous-cutané, ou de la base du cou : Follin et Duplay en citent un cas, auquel on peut ajouter celui de Guinard rapporté dans la thèse de Blacque.

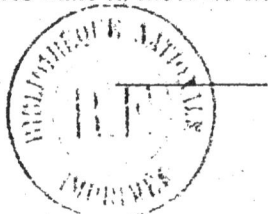

CHAPITRE IV

ETUDE CLINIQUE

Pendant sa période intra-thoracique, la tumeur refoulant peu à peu les organes voisins, ne se manifeste par aucun symptôme de compression, aucun signe extérieur. C'est la période de latence. Walleix parle même d'un nègre mort de pleuro-pneumonie, à l'autopsie duquel on découvrit un anévrysme du tronc brachio-céphalique et de l'aorte qui ne s'était révélé d'aucune manière pendant la vie du malade.

D'une façon générale cependant, l'anévrysme du tronc se manifeste par des symptômes de compression. On peut donner à l'anévrysme du tronc brachio-céphalique deux périodes, une première intra-thoracique et une deuxième extra-thoracique.

Dans la première, l'anévrysme revêt les caractères des tumeurs du médiastin :

Matité plus ou moins étendue au niveau de l'extrémité supérieure du sternum, du premier espace intercostal et de la première côte. L'auscultation de cette région fait entendre du souffle. Ce souffle inconstant est synchrone à la systole cardiaque et s'étend vers les artères sous-clavière et carotide droite sans retentissement du côté des vaisseaux gauches. Gendrin donne ce souffle comme un excellent signe de diagnostic des anévrysmes de l'aorte descendante. Ce souffle peut être double, rappelant le double bruit du cœur. Est-ce la propagation des bruits du cœur ou prend-il naissance dans le sac ?

Ces deux hypothèses ont été discutées. Gendrin pense que le premier bruit répond à la diastole artérielle et le second à la systole.

La tumeur continue à se développer, refoulant les organes voisins et les comprimant ensuite. Les premiers signes de compression sont la dyspnée, la raucité de la voix et une toux spasmodique sifflante, rappelant celle de la coqueluche (Tala- mon). Ces phénomènes sont attribuables à la compression de le trachée, à l'altération des pneumogastrique et récurrent.

Cette gêne de la respiration se manifeste au début, lors de la marche et des efforts, mais augmente peu à peu et arrive quelquefois à l'asphyxie. La dysphagie par compression œso- phagienne fait son apparition et peut précéder les troubles respiratoires. Les modifications de l'appareil circulatoire vei- neux se manifestent par de l'œdème de la face, du cou, et du membre supérieur, la varicosité de la jugulaire externe et des veines thoraciques. Le sommeil est agité, pénible, des vertiges et même l'ictus peuvent se montrer par suite des troubles ap- portés à la circulation de l'encéphale par la compression de la veine cave-supérieure. Pendant le stade intra-thoracique exis- tent du côté de la carotide et de la radiale droite des modifica- tions du pouls très importantes à étudier. L'anévrysme du tronc brachio-céphalique détermine un retard du pouls radial droit, tandis que l'anévrysme de la portion horizontale de l'aorte détermine un retard du pouls radial gauche. L'ané- vrysme se manifeste encore par une douleur sourde rétro- sternale avec irradiation aux plexus cervical et brachial. Ces douleurs atteignent quelquefois une telle acuité qu'elles arra- chent des cris aux malades. Des parésies et des paralysies motrices et sensitives du plexus brachial ont été signalées.

On a observé, mais très rarement, du myosis ou de la mydriase à droite par altération du grand sympathique.

Avant de franchir le rebord sternal, l'anévrysme, lorsqu'il a atteint un certain développement, peut se manifester par de la voussure au niveau du manubrium et même par des destructions osseuses arriver directement à la peau et se révéler alors par des battements. L'index recourbé en crochet derrière la poignée sternale peut même sentir les battements et suivre les mouvements d'expansion.

Arrivé à sa deuxième période et lorsqu'il a débordé le sternum, l'anévrysme se manifeste à la vue. Son volume est quelquefois considérable. Un œuf de pigeon est son volume ordinaire, mais Guinard parle d'un anévrysme ayant la capacité d'une tête de fœtus. Celui observé dans le service de notre maître, M. le professeur Imbert, avait le volume d'une mandarine. La peau normale d'abord ne tarde pas à s'altérer et à revêtir les caractères de l'inflammation.

La poche est animée de mouvements pulsatiles presque synchrones, avec la révolution cardiaque, avec expansion de toute la tumeur, ainsi qu'on le constate en appliquant la main à plat sur la voussure. Parfois aussi on ressent à la palpation un thrill, frémissement spécial analogue au frémissement cataire se reproduisant à chaque battement de l'anévrysme. La matité n'est pas un signe obligatoire, étant donné qu'elle se retrouve dans toutes les tumeurs du médiastin. Les souffles sont inconstants. Un souffle systolique peut se produire au moment de la pénétration du sang dans la poche anévrysmale. Le souffle diastolique est beaucoup plus rare.

CHAPITRE V

MARCHE ET PRONOSTIC

L'évolution de l'anévrysme du tronc brachio-céphalique est parfois assez rapide, mais toujours progressive. L'état stationnaire et la guérison spontanée exceptionnels.

Des troubles divers accompagnent son évolution. Ces troubles sont l'oblitération ou la compression des vaisseaux du côté gauche, carotide et sous-clavière. Poivet cite dans sa thèse un cas de ce genre qui aurait été le point de départ d'une hémiplégie deux jours après l'intervention opératoire.

Des lésions cardiaques secondaires ou non à l'anévrysme seront une contre-indication à l'opération. Ces lésions sont l'insuffisance aortique et l'hypertrophie du ventricule gauche.

L'affection livrée à elle-même se termine par la mort. Celle-ci peut être due à une complication telle que la broncho-pneumonie, l'œdème de la glotte, l'embolie cérébrale, l'inanition ou l'asphyxie par compression de la trachée ou de l'œsophage. Lorsque la mort survient par rupture, celle-ci se fait soit dans la trachée, soit dans l'œsophage et le malade est enlevé par une hémorragie foudroyante ou lentement par hémorragie à répétition.

Ce pronostic si grave doit donc engager le chirurgien à intervenir coûte que coûte, même au prix d'une opération souvent dangereuse.

CHAPITRE VI

DIAGNOSTIC

Nous ne parlerons pas de la forme latente de l'anévrysme, exceptionnelle, et dont le diagnostic est impossible. Quant à la forme intra-thoracique, son diagnostic est rempli de difficultés. Lorsque les signes de compression font défaut (dyspnée, raucité de la voix, douleurs, toux coqueluchoïde), il importe de porter grande attention aux signes physiques et surtout à l'existence d'une grosseur rétro-sternale par la manœuvre du doigt recourbé en crochet au-dessus de la fourchette sternale, à l'augmentation de la matité de la région sus-sternale et du premier espace intercostal droit, à l'inégalité du pouls et au retard du pouls radial droit. On évitera de confondre l'anévrysme, erreur peu possible, avec une affection cardiaque et surtout avec l'insuffisance aortique.

Lorsqu'il y a des signes de compression, on songe aussitôt à une tumeur du médiastin. Or, de toutes les tumeurs du médiastin les plus fréquentes sont les tumeurs ganglionnaires, le cancer de l'œsophage, l'anévrysme. Les tumeurs ganglionnaires sont propres à l'enfance. Le cancer de l'œsophage s'accompagne d'une cachexie plus marquée, d'une dysphagie plus continue et d'adénopathie sus-claviculaire. D'une manière générale, chez l'homme ayant dépassé la quarantaine, présentant des symptômes de compression médiastine, il faut songer à l'anévrysme et en rechercher les signes physiques, surtout si ce malade est entaché de syphilis, d'alcoolisme ou de paludisme.

Quelquefois l'anévrysme ne détermine que des symptômes isolés : une paralysie unilatérale d'une corde vocale ; ce seul signe doit faire soupçonner l'anévrysme.

La radioscopie apporte souvent une confirmation éclatante du diagnostic, en faisant voir sur le trajet du tronc brachio-céphalique une tumeur pulsatile. C'est la radioscopie, et non la radiographie, qui est ici le procédé de choix : car seule elle permet de constater les battements et les mouvements d'expansion symptomatiques d'une tumeur vasculaire.

Lorsque plus tard la tumeur a débordé le sternum et apparaît à la base du cou, le diagnostic d'anévrysme est facile et sa localisation à peu près possible. La dilatation de l'origine de la carotide se présente sous l'aspect d'une tumeur allongée à grand axe vertical, située entre les deux faisceaux du muscle sterno-mastoïdien ; dans l'anévrysme sous-clavier la tumeur s'allonge transversalement dans le creux sus-claviculaire. L'anévrysme du tronc brachio-céphalique apparait d'abord au-dessus du sternum, dans le creux sus-sternal, pour envoyer ensuite des diverticules en divers sens. On doit établir le diagnostic différentiel avec l'anévrysme de l'aorte. Le dernier présente des signes de probabilité et des signes de certitude. Les premiers sont représentés par les troubles circulatoires, respiratoires, vocaux, douloureux, plus ou moins accusés et plus ou moins associés. Les signes de certitude sont ceux fournis par l'examen physique : constatation d'une voussure ou d'une tumeur pulsatile, animée de mouvements presque synchrones avec ceux du cœur et au niveau de laquelle l'auscultation permet d'entendre des bruits ou des souffles. Le diagnostic très difficile lorsque le malade ne présente que quelques troubles fonctionnels isolés, s'impose quand la tu-

meur anévrysmale apparaît à la peau. Certaines affections
peuvent simuler l'anévrysme aortique : telles l'empyème pulsatile, la pleurésie chronique, l'anévrysme du tronc brachio-
céphalique, de la carotide ou de la sous-clavière gauche. Dans
les cas difficiles on aura recours, ainsi que nous l'avons indi-
qué plus haut, à la radioscopie. M. le professeur J. Cluzet
signale quatre observations où l'obscurité du diagnostic fut
dissipée dans des cas d'anévrysme de l'aorte par la radioscopie.

CHAPITRE VII

TRAITEMENT

Le traitement de l'anévrysme du tronc brachio-céphalique est médical et chirurgical ; cette dernière forme du traitement est seule capable d'apporter une amélioration durable et quelquefois la guérison. Dans les cas inopérables, un traitement médical bien compris peut également, sinon guérir, du moins rendre de grands services au malade et prolonger d'une manière fort appréciable la vie.

Traitement palliatif.

On ne peut, très souvent, que combattre les symptômes les plus pénibles, et les indications thérapeutiques sont alors très variables selon les cas. D'une manière générale, il faut surtout protéger l'anévrysme contre tout traumatisme, tout danger de rupture ; aussi doit-on recommander au malade un repos aussi complet que possible ; sous l'influence du repos seul, et surtout du repos au lit, on voit souvent l'anévrysme diminuer de volume et les phénomènes douloureux s'atténuer d'une manière temporaire. Bien des améliorations passagères ont été attribuées à un traitement médicamenteux alors qu'elles n'étaient dues qu'au repos observé par le malade pendant la durée de la cure. En cas d'anévrysme faisant saillie à la base du cou, il est bon de protéger la tumeur par une plaque d'ivoire ou de caoutchouc durci.

Le régime a ici une grande importance ; il faut autant que possible éviter d'élever la tension artérielle ; aussi doit-on maintenir le malade à une diète au moins relative.

Tuffnel préconise le régime ci-après :

Déjeuner.	Pain, lait	60 gr.
	Beurre	60 »
Diner. . . .	Viande	90 »
	Pain ou pomme de terre. .	90 »
	Eau ou Bordeaux	120 »
Souper. . .	Pain et Beurre	60 »
	Thé	60 »

M. le docteur Huchard n'admet pas ce régime et fait remarquer que le thé est mauvais en ce qu'il détermine de l'éréthisme cardiaque ; la viande, dit-il, contient des toxines vaso-constrictives augmentant la tension artérielle ; la diète sèche, ajoute-t-il n'est pas favorable et les boissons diurétiques doivent être prescrites ; c'est pourquoi M. le docteur Huchard préconise le régime lacté exclusif ou le régime lacto-végétarien. Le régime lacté exclusif est ordonné si l'anévrysme paraît faire des progrès rapides ; dans le cas contraire, on recommandera le régime lacto-végétarien, qui peut être maintenu longtemps. L'application d'un sachet de glace sur la région de l'anévrysme, les injections de morphine, sont les moyens les plus propres à calmer les douleurs. M. le docteur Huchard signale (*Journal des praticiens*, 19 mai 1906) trois anévrysmes guéris, dont un du tronc brachio-céphalique par la médication hypotensive : repos, trinitrine, tétranitrol, nitrite de soude, iodure de potassium, régime lacté et lacto-végétarien, cure hydro-minérale à Bourbon-Lancy, source douée comme on le sait d'une action sédative sur le système circulatoire.

Traitement curatif

Les médicaments prescrits dans le cas d'anévrysme répondent à des indications diverses : les uns exercent leur action sur la maladie causale et sur diverses manifestations : ainsi agit le mercure chez les syphilitiques ; les autres paraissent améliorer l'état des parois artérielles dilatées par un mécanisme mal connu ; c'est le cas de l'iodure de potassium qui est efficace peut-être aussi parce qu'un grand nombre d'anévrysmes sont de nature syphilitique. Les autres favorisent la coagulation du sang dans le sac anévrysmal, tels le chlorure de calcium et la gélatine.

Le chlorure de calcium est un excellent coagulant ; administré par la voie gastrique, il passe dans la circulation sans se transformer et peut avoir ainsi une action efficace. Il est donc à recommander et on le donnera en solution assez étendue pour supprimer son action irritante sur l'estomac à la dose de 2 à 4 grammes par jour

La gélatine mise au contact du sang en détermine rapidement la coagulation. Mais on ne doit pas employer la voie gastrique, car elle est absorbée alors sous forme de peptone, substance empêchant la coagulation du sang, et l'on irait à l'encontre du but que l'on se propose. C'est la voie sous-cutanée qui doit être employée. L'on injecte tous les huit jours une dose de 50 à 150 centimètres cubes de la solution suivante :

Gélatine	}	
Chlorure de sodium. . . .	} áá 10 gr.	
Eau	1000 gr.	

La méthode des injections sous-cutanées de solution gélatinée demande une grande attention. La solution employée sera stérilisée d'une façon complète, la gélatine étant, comme chacun sait, un excellent milieu de culture et la stérilisation de cette dernière particulièrement difficile. On n'oubliera pas que des cas de tétanos ont été signalés à la suite d'injections de solution gélatinée insuffisamment stérilisée. Pour obvier aux accidents signalés plus haut (cas de tétanos), M. le professeur Boinet, de Marseille, a remplacé dans sa pratique la solution gélatinée par l'injection de sérum à l'ichthyocolle.

Traitement chirurgical

Par les différents procédés que nous allons citer, on cherche à provoquer la coagulation du sang dans le sac anévrysmal. Nous les résumerons seulement, car ils ne sont plus guère usités étant donnés leur peu d'efficacité et les dangers qu'ils présentent.

Acupuncture (méthode de Moore-Barcelli). — Cette méthode consiste à introduire dans le sac et à y laisser à demeure un corps étranger, fils de soie, crin de Florence, ressort de montre. Quelques succès ont été ainsi obtenus, le sang se coagulant autour du corps étranger.

Electropuncture. — On introduit de petites aiguilles d'acier dans l'anévrysme ; on réunit l'une des aiguilles au pôle positif d'un appareil à courants continus, l'électrode négative étant appliquée sur les bras ou à la cuisse. Au bout de cinq minutes on renverse le courant, l'aiguille étant en rapport avec le pôle négatif. La même opération est répétée pour chaque aiguille. Cette méthode paraît avoir donné quelques succès. M. Œttinger pense qu'elle ne doit pas être abandonnée définitivement, mais qu'elle est applicable, surtout et presque exclusivement, aux anévrysmes peu volumineux. Réservée à de pareils cas, appliquée à temps, l'électropuncture peut rendre des services.

Mais le traitement chirurgical par excellence que l'on doit appliquer à la cure des anévrysmes, c'est le traitement par la méthode des ligatures.

Trois modes de ligatures sont applicables à l'anévrysme : Les méthodes d'Anel, de Brasdor et de Wardrop.

La méthode d'Anel consiste à poser une ligature au-dessous du sac entre l'anévrysme et le cœur. Cette méthode est inapplicable aux anévrysmes du tronc brachio-céphalique parce que l'anévrysme du tronc empiète presque toujours sur la crosse de l'aorte. Elle a cependant été tentée cinq fois, l'opération resta inachevée.

Les méthodes de Brasdor et Wardrop restent donc seules praticables : ligature au-dessus du sac entre ce dernier et les capillaires soit près du sac (Brasdor), soit loin du sac au-delà des collatérales (Wardrop).

De ces deux méthodes, laquelle employer : celle de Brasdor ou de Wardrop ?

Celle de Wardrop est préférable et doit être seule appliquée pour les motifs suivants :

La ligature au-dessus du sac des deux troncs de bifurcation, sous-clavière et carotide, est rendue presque insurmontable en raison des dilatations veineuses considérables. En outre, pour la sous-clavière, cette ligature faite avant les scalènes, c'est-à-dire avant la naissance des branches de cette artère, supprimerait toute circulation collatérale pour le membre supérieur.

On doit pratiquer les deux ligatures successivement ou simultanément. Malgré les quelques succès que peuvent revendiquer les ligatures successives de la sous-clavière et de la carotide, on doit pratiquer la ligature simultanée des deux branches de bifurcation ; il n'y a aucun inconvénient à commencer par l'une ou par l'autre des deux branches de bifurcation. Par la ligature simultanée on a la conscience d'avoir fait une opération complète donnant des résultats très honorables pour une opération aussi délicate ; ensuite la ligature simultanée évite, ainsi que cela se rencontrait dans la pratique, des ligatures successives, et en cas d'insuccès l'obligation d'imposer à des malades déjà profondément débilités les hasards d'une deuxième intervention. La question humanitaire milite donc encore en faveur de la méthode des ligatures simultanées.

La statistique ci-après dressée par notre maître, M. le professeur Imbert, donnera une idée de la valeur thérapeutique de la méthode des ligatures simultanées.

Sur un total portant sur 45 cas d'anévrysmes du tronc brachio-céphalique pris dans les observations publiées en France et à l'étranger dans ces vingt dernières années, et traités par la méthode des ligatures simultanées, on a eu :

20 résultats favorables ;
9 inconnus ;
10 insuccès ;
6 morts.

Il ne faut pas se montrer trop exigeant en ce qui concerne

les résultats pour une opération particulièrement délicate sur une région dangereuse et chez des malades entachés de syphilis, de paludisme ou d'alcoolisme, chez qui l'appareil circulatoire est presque toujours profondément lésé, sauf dans le cas de traumatisme, mais ils sont la minorité.

CHAPITRE VIII

COMPLICATIONS. — INDICATIONS. — CONTRE-INDICATIONS

Les phénomènes inflammatoires qui inquiétaient les anciens chirurgiens ont disparu devant l'antisepsie. L'hémorragie secondaire ne doit plus survenir si les fils à ligature ont été stérilisés avec soin. Les anévrysmes à vaste poche présentant des adhérences avec la peau de la région sus-sternale et menaçant de s'ouvrir à la peau doivent, même traités par les antiseptiques faibles ou mieux encore par l'asepsie, être liés sans donner lieu à des phénomènes septiques.

A côté de ces complications infectieuses qu'un chirurgien soigneux saura toujours éviter, il en est d'autres que nul malheureusement ne peut prévoir. Je veux parler des accidents dus à l'arrêt brusque de la circulation dans le territoire des artères sous-clavière et carotide, c'est-à-dire dans la tête et le cerveau en particulier et dans le membre supérieur.

Parmi les accidents le plus fréquemment observés à la suite de la ligature simultanée de la carotide primitive et de la sous-clavière droite, je signalerai l'hémiplégie dite tardive survenant plus ou moins longtemps après l'opération. Cette complication serait due à un trouble de la circulation cérébrale, d'après M. Guinard qui conseille de s'assurer avant de pratiquer la ligature du tronc brachio-céphalique pour anévrysme, que la circulation dans la carotide gauche est parfaite. On comprend très bien que si la carotide gauche est lésée, la circulation cérébrale ne peut se faire que par la carotide droite. Si cette dernière est obturée par la ligature, la circulation cérébrale assurée seulement par les vertébrales devient insuffisante et c'est s'exposer à des accidents nerveux, telle l'hémiplégie tardive, qui ne peuvent manquer de se produire.

On a signalé encore comme complications l'albuminurie, la dilatation de la pupille gauche ou la contraction légère de la pupille droite, un léger spasme des muscles de la face.

Le volume de la tumeur n'est pas une contre-indication à l'opération, mais augmente les difficultés.

Les lésions des orifices aortique et mitral ne seront une contre-indication que si elles sont très accentuées.

Quant à la question de l'anesthésie, on préférera le chloroforme à l'éther. L'éther provoquant une vaso-dilatation très marquée, son emploi en déterminant une forte congestion de la face, favoriserait l'hémorragie.

OBSERVATION

Recueillie dans le service de notre maître M. le professeur Imbert,
de Marseille

Loub., Maria, 26 ans, journalière. Entrée le 12 décembre
1904. Sortie le 25 janvier 1905.

A reçu le 11 décembre 1904, trois balles de révolver, une
à 5 centimètres au-dessus de la clavicule gauche, une en
arrière au sommet de la poitrine, fosse sus-épineuse à droite,
et une dans le moignon de l'épaule gauche. Guérison sans
incident et sans intervention.

Le 4 janvier 1905, la malade se plaint depuis plusieurs
jours de douleurs très vives sur toute la hauteur du bras
droit ; le mouvement de flexion du coude se fait difficilement
et les mouvements actifs de l'épaule droite sont nuls. Les mouvements passifs sont normaux.

Le 16 janvier, nous avons constaté la présence dans la région sus-sternale droite, d'une tuméfaction animée de battements avec souffle, grosse comme une petite mandarine (anévrysme soit de la carotide primitive, soit du tronc brachio-céphalique). La radiographie montre dans cette région la présence d'une balle. La malade est soumise au traitement ioduré et reçoit deux injections de sérum ichthyocollé
de 150 centimètres cubes chacune. Elle sort sur sa demande
le 25 janvier 1905.

Le 6 février 1905, la malade entre de nouveau dans le service, l'anévrysme a considérablement augmenté de volume, la malade a eu chez elle des vomissements et des phénomènes d'oppression.

Le 11 février, opération sous chloroforme, ligature de la carotide primitive et de l'axillaire sous la clavicule.

L'anévrysme paraît développé aux dépens de la sous-clavière ; par l'incision carotidienne on constate, en effet, que la tumeur s'est développée en dehors de la carotide primitive qu'elle refoule en dedans. Immédiatement après, les battements de la tumeur demeurent aussi forts.

Le surlendemain, 16 février, ils ont très largement diminué et la malade déclare qu'elle ne sent plus la boule qu'elle sentait à la déglutition.

Le 18 février, l'état est redevenu stationnaire. Il semble même que les battements soient plus forts que l'avant-veille. La malade sent un peu la « boule ».

Les jours suivants, la tumeur reprend les mêmes caractères qu'avant l'opération. En somme, échec complet de la ligature. Réunion par première intention des plaies.

La malade sort le 4 mars sur sa demande. Elle entre de nouveau le 28 avril, l'anévrysme a augmenté de volume. Elle a des vomissements, sérum ichthyocollé. La malade sort vers le 4 juin : état stationnaire.

CONCLUSIONS

I. Il est relativement facile de reconnaître la présence d'une poche anévrysmale développée au niveau de l'origine de l'aorte ou dans le tronc brachio-céphalique et de la distinguer d'une tumeur du médiastin.

II. — Il est beaucoup plus difficile de différencier l'anévrysme aortique (dans la portion ascendante de l'aorte) d'un anévrysme du tronc brachio-céphalique, d'autant plus que souvent les deux tumeurs coexistent (anévrysmes mixtes de Le Dentu).

III. — Peu importe d'ailleurs, le traitement à leur apporter étant le même.

IV. — Traitement médical : iodure, repos, injection de sérum ichthyocollé. Si l'anévrysme augmente, opération chirurgicale.

V. — L'opération de choix semble être la ligature simultanée des artères carotide primitive et sous-clavière droites.

VI. — Nécessité quelquefois de lier ultérieurement d'autres

vaisseaux : sous-clavière gauche, collatérales de la sous-clavière droite (Le Dentu).

VII. — Résultats encourageants à mesure que les indications sont mieux posées et la technique opératoire plus précise. Notre statistique est très favorable à l'intervention et
meilleure que celles données jusqu'à ces temps derniers.

VIII. — On peut espérer que la statistique s'améliorera
davantage, le diagnostic étant posé d'une façon plus précise
et l'intervention pratiquée à une époque plus rapprochée du
début, et naturellement dans des conditions plus favorables.

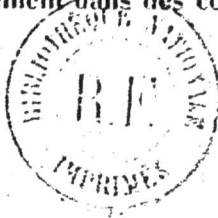

BIBLIOGRAPHIE

Acosta-Ortiz. — Thèse Paris, 1892.

Diday. — Bulletin Académie de Médecine, 1842.

Le Dentu. — Bulletin Société de Chirurgie, 1891 ; Médecine Moderne, 1891 ; Bulletin Académie Médecine, 21 2/93.

Martel. — Congrès de Chirurgie, 1885.

Poncet. — Lyon-Médical, 1891, n° 76, p. 508.

Mullie. — Thèse Bordeaux, 1882.

Guinard. — Bulletin thérapeutique, 1894 ; Annales des maladies du larynx et de l'oreille, 1896.

Legueu. — Thèse Larrieu, Paris, 1897.

Barwell. — Encyclopédie internationale de chirurgie.

P. Poirier. — Anatomie descriptive.

Huchard. — Journal des praticiens, 19 mai 1906.

J. Cluzet. — Province Médicale, 10 mars 1906.

— Monde Médical, 15 avril 1906.

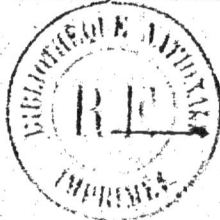

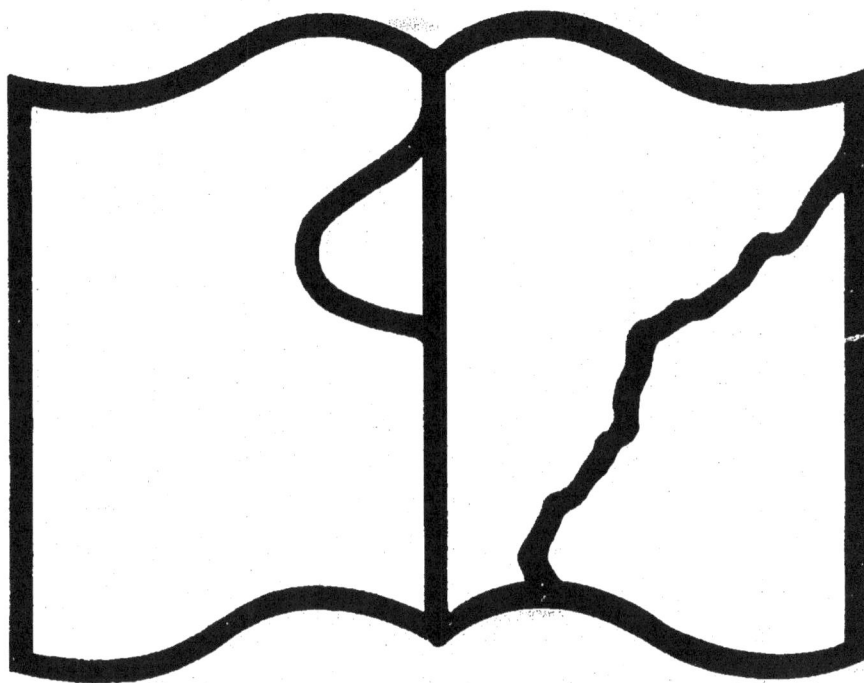

Texte détérioré — reliure défectueuse

NF Z 43-120-11

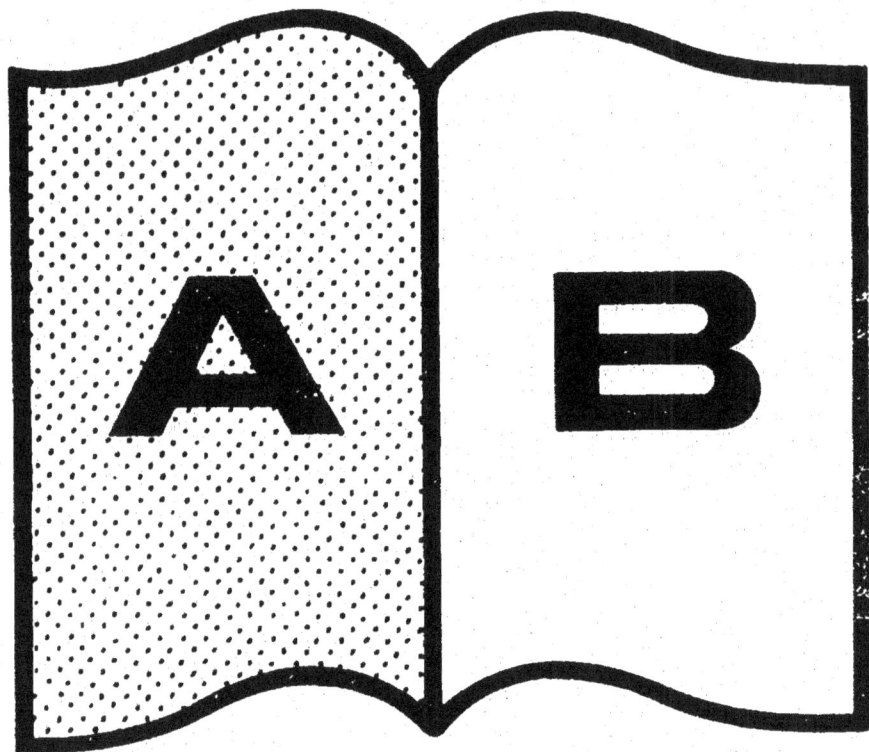

Contraste insuffisant

NF Z 43-120-14